BEI GRIN MACHT SICH IHR
WISSEN BEZAHLT

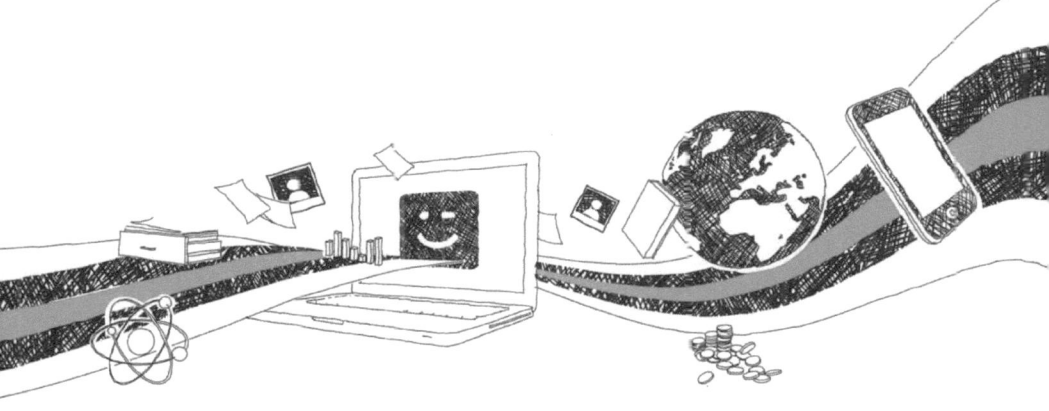

- Wir veröffentlichen Ihre Hausarbeit,
  Bachelor- und Masterarbeit

- Ihr eigenes eBook und Buch -
  weltweit in allen wichtigen Shops

- Verdienen Sie an jedem Verkauf

Jetzt bei www.GRIN.com hochladen
und kostenlos publizieren

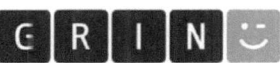

Philipp Preßmann

Gesundheitliche Prävention und Gesundheitsförderung in Deutschland

Ausgangslage, Entwicklungen und internationale Strategien

GRIN Verlag

Bibliografische Information der Deutschen Nationalbibliothek:

Die Deutsche Bibliothek verzeichnet diese Publikation in der Deutschen National-
bibliografie; detaillierte bibliografische Daten sind im Internet über http://dnb.d-
nb.de/ abrufbar.

Impressum:

Copyright © 2008 GRIN Verlag GmbH
Druck und Bindung: Books on Demand GmbH, Norderstedt Germany
ISBN: 978-3-640-16649-7

Dieses Buch bei GRIN:

http://www.grin.com/de/e-book/115153/gesundheitliche-praevention-und-
gesundheitsfoerderung-in-deutschland

GRIN - Your knowledge has value

Der GRIN Verlag publiziert seit 1998 wissenschaftliche Arbeiten von Studenten, Hochschullehrern und anderen Akademikern als eBook und gedrucktes Buch. Die Verlagswebsite www.grin.com ist die ideale Plattform zur Veröffentlichung von Hausarbeiten, Abschlussarbeiten, wissenschaftlichen Aufsätzen, Dissertationen und Fachbüchern.

Besuchen Sie uns im Internet:

http://www.grin.com/

http://www.facebook.com/grincom

http://www.twitter.com/grin_com

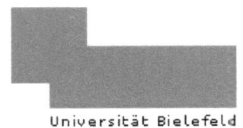

Universität Bielefeld

Fakultät für Gesundheitswissenschaften

Master of Public Health (MPH) – WS 2007/2008

MPH 13 – Grundlagen Gesundheitssystemgestaltung

Gesundheitliche Prävention und

Gesundheitsförderung in Deutschland

Ausgangslage, Entwicklungen und internationale Strategien

Hausarbeit

erstellt von

Philipp Preßmann

Bielefeld, den 06. April 2008

Inhaltsverzeichnis

1 Einleitung 3

2 Ausgangslage: Gesundheitliche Prävention in Deutschland 3

   2.1 Zur Begriffsklärung 3

   2.2 Entwicklung und Organisation der Prävention in Deutschland 5

   2.3 Finanzierung der Prävention 7

   2.4 Prävention durch Krankenkassen 8

3 Das Präventionsgesetz – Ein gescheitertes Unterfangen? 10

   3.1 Die Historie – Ein kurzer Aufriss der Präventionsdebatte 10

   3.2 Die Entwürfe und Kernpunkte 12

   3.3 Kritik und Diskussion 15

4 Prävention und Gesundheitsförderung im internationalen Vergleich 17

5 Zusammenfassung und Fazit 19

Literaturverzeichnis 21

Abbildungsverzeichnis

Abbildung 1: Wesentliche gesundheitsbezogene Bereiche mit präventiven rechtlichen
Regelungen insbesondere durch Sozialgesetzbücher und Regelungen des
ÖGD-Bereichs (öffentliche Gesundheitsdienste) 6

Tabellenverzeichnis

Tabelle 1: Aufbringung der Finanzmittel in den Gesetzesentwürfen nach Trägern 14

1 Einleitung

Gesundheitliche bzw. nichtmedizinische Prävention soll neben der bereits vorhandenen und etablierten Säulen Kuration, Rehabilitation und Pflege als eigenständige vierte Säule im Gesundheitswesen aufgebaut und etabliert werden. Soweit der Stand in den politischen Lagern und den Lagern aller beteiligter Akteure inklusive der Wissenschaft. Dieser aktuelle Stand der Dinge drückt aber auch den Ist-Zustand von vor knapp 10 Jahren aus. In der Debatte um ein Präventionsgesetz gilt es viele Stolpersteine zu umgehen – bislang zumeist mit dem Ausgang, dass der Weg zu bundeseinheitlichen Regelungen letztendlich doch wieder versperrt bleibt, da die Interessen der vorgenannten Akteure doch zu weit auseinanderklaffen und ein Spagat unmöglich erscheint.

Vorliegende Arbeit beschäftigt sich nach dem Zusammentragen des Status Quo mit Hilfe der Vergangenheit und den Rahmenbedingungen für Prävention in Deutschland (Kapitel 2), mit besonderem Schwerpunkt dem Präventionsgesetz und den Entwürfen, die in der Diskussion stehen und standen (Kapitel 3). Das Ziel dieser Arbeit ist es, eine Darstellung der Präventionsdebatte zu skizzieren. In Kapitel 4 wird der Versuch unternommen, im Stile eines Benchmarkingvergleiches aus internationalen Gesundheitssystemen, Vorgehensweisen zu landeseinheitlichen Präventionsregelungen zu identifizieren, um deren Übertragbarkeit zu prüfen.

2 Ausgangslage: Gesundheitliche Prävention in Deutschland

2.1 Zur Begriffsklärung

Das Verständnis von gesundheitlicher Prävention ist nicht immer das gleiche. Es variiert zwischen den institutionellen Akteuren im Gesundheitswesen, den (ordnungs-)politischen Akteuren und im nationalen sowie internationalen Kontext – hinzu kommt das Nutzer- bzw. Laienverständnis. Um jedoch ein Gesetzesgrundlage bzw. ein Leistungsgesetz für gesundheitliche Prävention überhaupt formulieren zu können, ist es essentiell, die Eckpunkte dafür festzulegen und den Umfang sowie das Verständnis von Prävention auf einen gemeinsamen Nenner zu bringen. Daher soll an dieser Stelle mit einer Definition im Sinne dieser Arbeit begonnen werden.

Der Präventionsbegriff wird unterschiedliche definiert. Grundsätzliche Definitionen verstehen unter gesundheitlicher oder medizinischer Prävention die Verhütung von Krankheiten und die Bekämpfung bzw. Ausschaltung von Risikofaktoren. Als Maßnahmen werden die Früherkennung, Frühbehandlung, Vermeidung des Fortschreitens einer bestehenden Krankheit beschrieben, d. h. gesundheitliche Schädigungen durch gezielte Aktivitäten verhindern, weniger wahrscheinlich machen oder verzögern (vgl. Franzkowiak 2005, 179; Hurrelmann/Klotz/ Haisch 2004, 11 ff.; Walter/Schwartz 2003a, 189). Interventionen lassen sich nach dem zeitlichen Auftreten bzw. dem Ziel der Interventionen einteilen: Primärprävention (vor Eintritt einer Krankheit bzw. Verringerung der Inzidenz von Krankheiten), Sekundärprävention (im Frühstadium einer Krankheit bzw. Eindämmung der Progredienz oder Chronifizierung einer Krankheit) und Tertiärprävention (nach der Manifestation einer Krankheit bzw. Verhinderung von Folgeschäden oder Rückfällen) (vgl. Leppin 2004, 33; siehe hierzu auch Franzkowiak 2005, 179 und Walter/Schwartz 2003a, 189 ff.)[1]. Bei der Gesundheitsförderung steht ein Ressourcenansatz zur Risikovermeidung bzw. - minderung im Vordergrund. Menschen sollen befähigt werden, eigenverantwortlich für ihre Gesundheit einzustehen, um somit ein höheres Maß an Selbstbestimmung über die eigene Gesundheit zu erlangen (vgl. Kaba-Schönstein 2005, 73; Kickbusch 2003, 182 f.; WHO 1986). Die Interventionen von Prävention und Gesundheitsförderung beziehen sich auf drei Ansatzpunkte: 1.) Ansatz der medizinischen Prävention (Schutzimpfungen, Diagnostik), 2.) Ansatz am Verhalten (Einzelpersonen und Gruppen) und 3.) Ansatz an den Verhältnissen (Umwelt, Settings). Letzterer Punkt ist aller Wahrscheinlichkeit nach der am stärksten vernachlässigte. Nachhaltigkeit bei den Interventionen kann aber nur durch Ganzheitlichkeit erreicht werden, d. h. durch eine Verknüpfung bzw. Kombination von allen drei Ansatzpunkten. In einem Präventionsgesetz wird daher die Stärkung des Lebenswelt-Ansatzes gefordert (vgl. SVR 2007, 825).

Die Debatte um eine Rechtsgrundlage und den Ausbau der gesundheitlichen Prävention dreht sich in erster Linie um Maßnahmen zur Primärprävention – mit dem Ansatzpunkt der Stärkung der Ressourcen, also noch vor Eintritt eines Krankheitsereignisses. Dieser Ansatz wird nicht zuletzt verfolgt, um die Ausgaben für Kuration in einem von explodierenden Kosten geprägten Gesundheitssystem zu senken und die Aussichten der Bevölkerung auf ein langes und vor allem beschwerdefreies Leben zu ermöglichen. Eine Betrachtung bezieht aber neben der Ressourcenstärkung auch Risikominimierung mit ein. Menschen sind einer kaum überschaubaren Anzahl von Gefährdungen ausgesetzt, wenn man nicht nur die unmittelbaren Risikofaktoren, sondern auch mittelbar – also mehr oder weniger weit entfernte – Risikofaktoren in eine diesbezügliche Betrachtung einbezieht (vgl. Seewald 2002, 33).

---

[1] Wenn in vorliegender Arbeit von Prävention die Rede ist, sind damit vor allem die primärpräventiven Aktivitäten gemeint.

Es wird also versucht durch Prävention schon vor Eintritt von Krankheit und Behinderung zu intervenieren, um eine Krankheitsmanifestation sowie Einschränkungen auf eine kurze Zeitspanne am Ende eines möglichst langen Lebens zu begrenzen.

2.2 Entwicklung und Organisation der Prävention in Deutschland

Prävention bleibt lange Zeit das Stiefkind der Medizin. Es gilt individuelles Leid soweit wie möglich zu verhindern, die Lebensqualität zu verbessern und das Leben zu verlängern. Gleichzeitig – so das Paradoxon – sollen die Ausgaben für kurative Behandlung vermieden bzw. so gering wie möglich gehalten werden.

Aus soziologischer Sicht beschränkte sich die Sozial- und Gesundheitspolitik zu Zeiten Bismarcks zunächst auf die Ausstattung mit Schutzgesetzen. Ende des 18. Jahrhunderts war die Einführung der Sozialgesetzgebung hauptsächlich als Schutzpolitik für Schwache gedacht. Die Steuerung war bis weit nach der Jahundertwende paternalistischer Natur, was mit dem industriell geprägten, konjunkturellen Aufschwung der Gesamtwirtschaft in Verbindung stand, d. h. die Verhinderung von Krankheit und der Erhalt von Gesundheit wurden nicht mehr als individuelle Belange angesehen, sondern wurden zur öffentlichen Aufgabe, was die Verbundenheit mit gesamtgesellschaftlichen Prozessen ausdrückt. Prävention begann mit dem sich entwickelnden Wissen um die Epidemiologie und richtete sich zunächst an den hygienischen Bedingungen als prophylaktische Maßnahme gegen die „großen" Infektionskrankheiten dieser Zeit der Industrialisierung und Urbanisierung aus. Der Begriff Prävention entwickelte sich aus dem pathogenen Verständnis von Krankheit in der Sozialmedizin des 19. Jahrhunderts. Gesundheitsförderung hingegen entwickelte sich erst Ende des 20. Jahrhunderts im Zuge eines positiven bzw. salutogenetischen und ganzheitlichen Gesundheitsverständnis und definiert sich nicht nur über die Abwesenheit von Krankheit (vgl. Hurrelmann/Klotz/Haisch 2004, 11; Weinbrenner/Wörz/Busse 2007, 15 f.).

Lange Zeit standen ausschließlich kurative medizinische Leistungen bei Krankheit und Behinderung im Vordergrund. Erst seit Ende der siebziger Jahre, im Zuge der Alternativbewegung, kam es zu einer politischen Diskussion mit dem Ergebnis der Erweiterung des Gesundheitsbegriffs. Spätestens seit der Ottawa Charta (vgl. WHO 1986) tragen andere gesundheitsbezogene Professionen und Berufsgruppen zur Etablierung und Weiterentwicklung der Präventionsdebatte bei und stärken die Meinung von einer politischen Gesamtverantwortung für Gesundheit.

Mit dem Wandel des Krankheitsspektrums hin zu chronisch-degenerativen Erkrankungen und verbunden mit dem demografischen bzw. gesellschaftlichen Wandel ließen auch Effektivität und Effizienz von kurativen Interventionen nach. Die sozialen Umstände standen wie oben beschrieben schon immer im Fokus des öffentlichen Interesses und einer gesamtgesellschaftlichen Diskussion in einem demokratischen Deutschland. Sozialpolitische Kriterien wie die Verminderung sozial bedingter sowie geschlechterbezogener Ungleichheiten bei den Gesundheitschancen werden daher in einem Atemzug mit der Präventionsdebatte genannt.

Abbildung 1: Wesentliche gesundheitsbezogene Bereiche mit präventiven rechtlichen Regelungen insbesondere durch Sozialgesetzbücher und Regelungen des ÖGD-Bereichs (öffentliche Gesundheitsdienste)

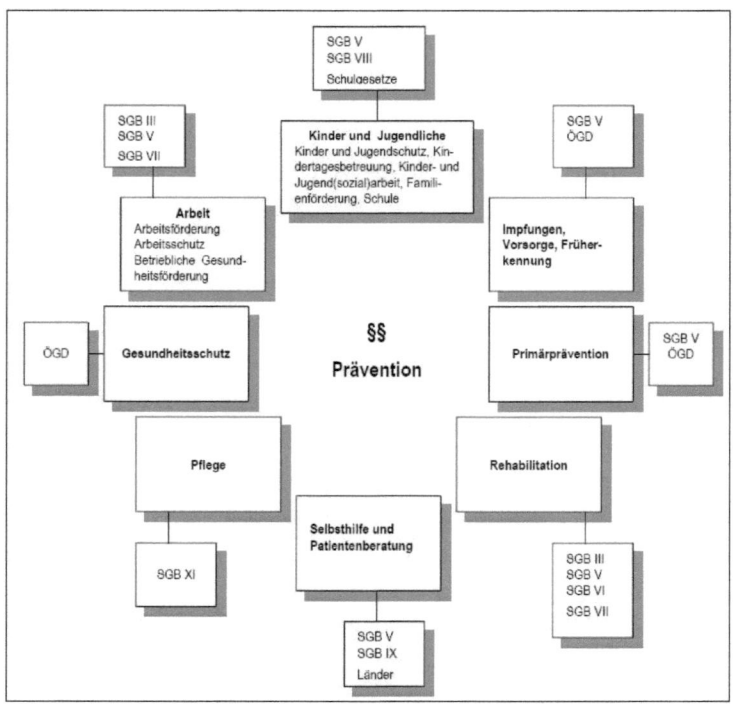

Quelle: Walter 2002, 4.

In Deutschland sind gesundheitsbezogene präventive Regelungen in einer ganzen Reihe von Rechtsgrundlagen und für alle an Gesundheit beteiligten Bereiche festgeschrieben. Die Regelungen umfassen Leistungen zur Gesundheitsvorsorge, zum Gesundheitsschutz sowie zur Krankheitsverhütung und Krankheitsfrüherkennung. Neben den Sozialgesetzbüchern (SGB) sind Zuständigkeiten zur gesundheitlichen Prävention beim Öffentlichen Gesundheitsdienst

6

(ÖGD), bei Landesschulregelungen und spezifischen Regelungen des Landesrechts zu finden (vgl. Abbildung 1). Leistungserbringung und Organisation im Bereich der Primärprävention und Gesundheitsförderung sind darüber hinaus zumeist mit der Finanzierung der Maßnahmen – also dem Kostenträger und dessen Interessen – verknüpft (vgl. nächstes Kapitel: 2.3).

2.3 Finanzierung der Prävention

Nicht nur in Deutschland existiert das Problem, dass sich die unmittelbare Wirksamkeit gesundheitsförderlicher Maßnahmen nicht messen lässt. Ohne diesen Zusammenhang im direkten Blick zu haben stellt dies eine große Blockade für Prävention, Gesundheitsförderung und deren Finanzierungssituation dar. Dies ist ein Problem, dass nicht so einfach zu lösen ist. Evaluierungsaktivitäten in Form von Kosten-Nutzen- und/oder Kosten-Nutzwert-Analysen scheiden beinahe für alle präventiven Interventionen aus, lassen sich positive Outcomes gar nicht oder erst nach Jahrzehnten nachweisen.[2]

Liegen in anderen gesellschaftlichen Bereichen Wirksamkeitsnachweise für Interventionen, Prozesse oder Ergebnisse vor, reicht dies in der Regel aus, um deren Finanzierungsnotwendigkeit zu konstatieren. In der Folge werden Mittel bewilligt. So verhält es sich z. B. in der Medizin durch die Nachweiserbringung der Evidence-based Medicine (EbM). Dies ist leider nicht auf die Projekte und Maßnahmen der Primärprävention übertragbar, da sich Outcomes, wie gesagt, erst nach Jahrzehnten oder, falls Krankheit verhindert wird, gar nicht nachweisen lassen. Somit ist die Mittelakquisition grundsätzlich schwierig. Die Verantwortlichen, die solche Angebote koordinieren, wissen dies, da Evaluationsstudien oder Förderung von Forschung hinsichtlich der Effizienz gefordert werden. Überspitzt negativ interpretiert bedeutet dies, dass die Angebote von Prävention und Gesundheitsförderung, die auf kleinen voneinander unabhängigen Inseln agieren – also ohne eine Gesamtstrategie zu verfolgen oder einem übergeordneten Ziel zu dienen. Maßnahmen können daher nur in die Fläche übertragen werden, wenn die Rahmenbedingungen dafür stimmen – und zwar in der ganzen Fläche. Dies spricht für feste Regelungen auf bundesdeutscher Ebene.

Die Beschreibung der Finanzierung bzw. der Finanzierungswege von Gesundheitsförderung und Prävention ist, wie oben beschrieben, zunächst einmal sehr schwierig, da Investitionen in verschiedenen Gesellschaftsbereichen und verschiedenen Systemen getätigt werden, die eine Ressourcenstärkung verfolgen oder begünstigen und daher auch gewissen präventiven bzw.

---

[2] Es ist schier unmöglich zu messen, welche Krankheiten verhindert wurden und das dies auch noch auf Strategien der Primärprävention zurückzuführen ist. Messbar wird die Tatsache höchstens durch bevölkerungsweite statistische Betrachtungen und die Auswirkungen der Krankheitslast auf das Individuum und das System der sozialen Sicherheit.

gesundheitsförderlichen Charakter besitzen, z. B. innerhalb des Bildungssystems, der Umweltpolitik oder seitens der Unfallversicherer (vgl. hierzu Altgeld 2005a, 38). Daher ist es für Prävention und Gesundheitsförderung wichtig, integrative Vorgehensweisen in einem interdisziplinären Kontext zu verfolgen, um damit Synergieeffekte zu erzielen.

Die konkrete Finanzierung der Prävention in Deutschland richtet sich nach der Verpflichtung auf Grund von Gesetzgebung und Aufgabenerfüllung der öffentlichen Haushalte (staatlich), der öffentlich-rechtlichen Verbände (Körperschaften öffentlichen Rechts) und der freien Träger sowie deren Einrichtungen, soweit öffentliche Aufgaben auf sie übertragen werden (vgl. SVR 2001, 76; Walter/Schwartz 2003b, 255; siehe hierzu auch Abbildung 1). Den größten Teil der Aufgabenerfüllung übernehmen die gesetzlichen Krankenkassen, wie im folgenden Kapitel kurz ausgeführt wird.

2.4 Prävention durch Krankenkassen

Der Leistungskatalog der GKV beinhaltet u. a. Leistungen zur Verhütung, Früherkennung und Behandlung von Krankheiten (vgl. § 11 SGB V). Präventive Regelungen lassen sich grundsätzlich in zwei Leistungsarten einteilen (gesetzliche Grundlage: SGB V und RVO):

(1) Leistungen der Regelversorgung (sogenannte „Muss"-Leistungen) und

(2) Leistungen auf freiwilliger oder Ermessensbasis („Soll"- oder „Kann"-Vorschriften)

Unter Leistungen der Regelversorgung werden gesetzlich fixierte Leistungen verstanden (z. B. Behandlung von Krankheiten durch Ärzte, Einzel- bzw. Gruppenprophylaxe für die Zahngesundheit usw.). Hinzu kommen die zwar auch im SGB V festgeschriebenen Leistungen, deren Ausführung und Umsetzung aber im Ermessensspielraum der Kassen liegt. Dadurch werden den Kassen Freiräume in der Ausgestaltung ihrer Pflichten zugestanden. Ermessensspielräume sollen es ermöglichen, Regelungen zu finden, die seitens der Kassen (z. B. in den Satzungen oder durch Bonus-Malus-Modelle) oder kassenartenübergreifend umgesetzt werden sollen, bspw. durch die Spitzenverbände der Krankenkassen (SpiK).

Letztere haben auch für das hier behandelte prioritäre Handlungsfeld Beschlüsse gefasst und Handlungsrahmen festgelegt, welche sich auf die novellierte Auflage des § 20 SGB V aus dem Jahre 2000 beziehen. Schon drei Jahre nach der Ottawa Charta (WHO 1986) trat diese Rechtsgrundlage 1989 im Zuge des Gesundheitsreformgesetzes (GRG) in Kraft und bildete die wesentliche Grundlage zur Umsetzung von Prävention und Gesundheitsförderung (vgl. Eberle 2002, 238; Walter 2002, 52 f.), wurde jedoch im Jahr 1997 durch das Beitragsentlastungsgesetz (BEG) wieder neu formuliert und beinhaltete sodann nur noch Möglichkeiten zur betrieblichen Gesundheitsförderung. Dies war unter anderem auf die missbräuchliche Ausgestaltung zu Marketingzwecken zurückzuführen (vgl. Eberle 2002, 240 f.; Kirschner et al. 1995, 52), die schon 1993 im Zuge der Einführung des Gesundheitsstrukturgesetz (GSG) und des damit neu etablierten Kassenwettbewerb entfachte (vgl. Walter 2002, 53). Ein weitaus bedeutender Grund sollte aber folgender darstellen: Die Maßnahmen wurden, gemessen am Präventionsbedarf der Bevölkerung, nicht genügend in Anspruch genommen[3], waren nicht bzw. kaum bekannt und eine genaue Ausrichtung sowie eine Kontrolle der Wirksamkeit fehlte (vgl. Kirschner et al. 1995, 75 ff.; Walter 2002, 53). Bemängelt wurde auch die starke mittelschichtorientierte Ausrichtung und Inanspruchnahme – wollte man doch ursprünglich einen Beitrag zur gesundheitlichen Chancengleichheit leisten. Dies wurde aber im Wesentlichen auf strukturelle, wissenschaftliche und politische Defizite zurückgeführt und war nicht ausschließlich Kassenverschulden (vgl. Kirschner et al. 1995, 53 ff.).

Seit der Neuauflage des § 20 SGB V im Jahr 2000 durch die GKV-Gesundheitsreform (GKV-GRG) besteht wieder ein erweiterter Handlungsrahmen seitens der GKV. Die Arbeitsgemeinschaft der Spitzenverbände der gesetzlichen Krankenkassen erlässt seit diesem Zeitpunkt einen Leitfaden Prävention mit gemeinsamen und einheitlichen Handlungsfeldern und Kriterien zur Umsetzung des § 20 SGB V (vgl. Walter 2002, 55, 58). Die zu diesem Zeitpunkt aktuelle Auflage stammt aus 2006 (vgl. SpiK 2006).

Für Projekte und Maßnahmen, die in außerbetrieblichen Lebenswelten arbeiten, ist vor allem der erste Absatz des Paragraphen von entscheidender Bedeutung. Inhaltlich sind im § 20 Abs. 1 SGB V Leistungen zur primären Prävention vorgesehen, welche „den allgemeinen Gesundheitszustand verbessern und insbesondere einen Beitrag zur Verminderung sozial bedingter Ungleichheit von Gesundheitschancen erbringen" sollen (vgl. Absatz 1 des Paragrafen). Die Ausgaben dafür sollen in einem dynamischen Betrag festgelegt werden.[4]

Im erwähnten Präventions-Leitfaden der SpiK (2006) erlassen diese gemeinsam und einheitlich prioritäre Handlungsfelder und Kriterien hinsichtlich Bedarf, Zielgruppen, Zugangswegen, Inhalten und Methodik. Daneben haben sich die Krankenkassen davon zu überzeugen, dass die Maßnahmen der Primärprävention mit Qualitätskriterien (Qualifikation der Anbieter, Struktur und Prozess) überprüft werden (vgl. SpiK 2006, 14 f.). Den einzelnen Kassen werden dafür durch die Spitzenverbände der Krankenkassen und den Medizinischen Dienst der SpiK

---

[3] Beispielsweise wurden Maßnahmen des § 20 SGB V im Jahr 1993 nur von 8 Prozent der Bevölkerung in Anspruch genommen (vgl. Kirschner et al. 1995, 37 ff.).
[4] Dieser Betrag umfasste im Jahr 2000 für jeden Versicherten 2,56 €, in 2006: 2,74 € (vgl. SpiK 2006, 5). Jedes Jahr wird die Höhe des Betrages neu berechnet. Berechnungsgrundlage ist nach § 20 Abs. 3 SGB V die monatliche Bezugsgröße nach § 18 SGB IV.

(MDS) Materialien zum Qualitätsmanagement zur Verfügung gestellt (siehe SpiK und MDS 2001).

Da die Gesundheitsförderung nach dem Setting-Ansatz und die Frühe Förderung (Familie, Schwangerschaft und erste Lebensjahre) eine gesamtgesellschaftliche Aufgabe darstellen, was sich grundsätzlich als korrekt werten lässt, sind nicht ausschließlich die Krankenkassen für diese Aktivitäten zuständig (vgl. SpiK 2006, 12), da auch andere Akteure einen Nutzen aus den Interventionen ziehen und ein Interesse an Erfolgen haben. Vielmehr ist diese Gesundheitsförderung Querschnittsaufgabe verschiedener Politikbereiche und geht weit über das System der GKV hinaus. Zu den Zuständigkeiten zählen insbesondere die Familie, die Lern- und Arbeitswelt, das Wohnumfeld und die Umwelt. Diese Bereiche werden neben der eigentlichen Gesundheitspolitik maßgeblich von der Sozial-, Arbeitsschutz-, Beschäftigungs-, Wirtschafts-, Familien-, Frauen-, Jugend-, Senioren-, Ernährungs-, Verbraucher-, Bildungs-, Forschungs-, Wohnungsbau-, Verkehrs- und Umweltpolitik bestimmt. Das Budget der Krankenkassen für den § 20 SGB V reicht für die deutschen Präventionsaktivitäten bei weitem nicht aus, was mit der Überlastung der Kassen und Überforderung ihres Präventionsauftrags einhergeht (vgl. Wanek 2003 und ferner Weinbrenner/Wörz/Busse 2007, 184 f.).

3 Das Präventionsgesetz – Ein gescheitertes Unterfangen?

3.1 Die Historie – Ein kurzer Aufriss der Präventionsdebatte

Zur Erarbeitung des Status Quo soll in diesem Kapitel die zeitliche Abfolge der Präventionsdebatte in Deutschland kurz angerissen werden. Mit der Wiedereinführung des §20 SGB V – Prävention und Selbsthilfe im Jahr 2000[5] (im Rahmen der Gesundheitsreform) wurde ein erster Schritt in Richtung gesundheitliche Prävention in einer bundesweit gültigen Gesetzesgrundlage festgehalten (vgl. Prümel-Philippsen/Robertz-Grossmann 2005). Im Jahr 2000 wurde ebenfalls das Projekt gesundheitsziele.de als Modellprojekt vom Bundesministerium für Gesundheit ins Leben gerufen. Alle relevanten Akteure des Gesundheitswesens haben sich an diesem Projekt aktiv beteiligt, um gemeinsam festzulegen, welche Gesundheitsziele auf nationaler Ebene verfolgt werden sollen. Im Mai 2001 wurde ein „Runder Tisch im Gesundheitswesen" von Bundesgesundheitsministerin Schmidt initiiert, mit dem Ziel die unterschiedlichen (Hauptproblem-)Bereiche des deutschen Gesundheitswesens zu analysieren und Handlungsvorschläge zu einer nachhaltigen Weiterentwicklung bzw. Verbesserung zu erarbeiten (vgl. ebd., 35 f.). Die Situation der Prävention in Deutschland wurde durch diverse Gutachten

---

[5] Genaueres zu den Gründen der Wiedereinführung siehe Kapitel 2.4 weiter oben.

im Auftrag des Bundesministeriums für Gesundheit und Soziale Sicherheit aus juristischer bzw. rechtstheoretischer und sozialmedizinischer Sicht analysiert (vgl. Seewald 2002; Walter 2002). Am 11. Juli 2002 wurde das Deutsche Forum Prävention und Gesundheitsförderung auf Initiative der Bundesregierung im Anschluss an den runden Tisch gegründet. Es hat den Zweck durch die Erarbeitung von Empfehlungen und die Umsetzung dieser die Prävention zu stärken (vgl. ebd., 36). Ein erster Entwurf eines Präventionsgesetzes ist auf den 6. Dezember 2004 datiert, nachdem sich die 77. Gesundheitsministerkonferenz der Länder in ihrem Beschluss für ein Bundespräventionsgesetz ausgesprochen hat (vgl. Gesundheitsministerkonferenz der Länder 2004 vom 17./18. Juni 2004). Ein zweiter Gesetzesentwurf für ein Präventionsgesetz wurde von der rot-grünen Bundesregierung am 15. Februar 2005 eingebracht (Drucksache 15/4833), jedoch blockierte die CDU/CSU den Gesetzesentwurf mit einer Mehrheit im Bundesrat (zustimmungspflichtiges Gesetz) mit der Begründung, dass Nachbesserungs- und Überarbeitungsbedarf bestehe (18.3.2005; vgl. Bundesrat 2005a). Am 22.04.2005 wird das Gesetz durch Mehrheitsbeschluss im Bundestag verabschiedet (Drucksache 15/5214) – am 27. Mai beschließt der Bundesrat für dieses zustimmungspflichtige Gesetz den Vermittlungsausschuss in dieser Sache anzurufen (vgl. Bundesrat 2005b; Drucksache 306/05) so dass sein Inkrafttreten noch in dieser Legislaturperiode fraglich wird (vgl. BMGS 2005a). Nachdem der Bundeskanzler die Vertrauensfrage am 1. Juni 2005 gestellt hat, vertagt der Vermittlungsausschuss das Gesetzgebungsverfahren – das Gesetz kann somit nicht mehr in der aktuellen Legislaturperiode verabschiedet werden und fällt der Diskontinuität zum Opfer. Am 21. Juli löst der Bundespräsident das Parlament auf und macht den Weg frei für vorgezogene Bundestagswahlen (18.9.2005), was gleichzeitig den endgültigen Stopp von Reformvorhaben bedeutet.

Das Vorhaben, Prävention durch ein bundesweites Gesetz zu stärken, scheint tot zu sein, ist tatsächlich aber nur für einen unbestimmten Zeitpunkt auf Eis gelegt worden – sind sich alle politischen und Verbandsakteure doch über eine grundsätzliche Notwendigkeit einig. Bestätigung erhält diese These dadurch, dass im Koalitionsvertrag (vom 11.11.2005) zwischen CDU, CSU und SPD ein Präventionsgesetz als Teil des Regierungsprogramms konsentiert wird (vgl. CDU/CSU/SPD 2005, 100 f.). Auch die Eckpunkte zur Gesundheitsreform 2006 sehen ein eigenständiges Präventionsgesetz vor (29.6.2006) und die Gesundheitsexperten des Sachverständigenrates zur Begutachtung der Entwicklung im Gesundheitswesen bekräftigen in ihrem Gutachten 2007 die Notwendigkeit der Stärkung von Prävention und Gesundheitsförderung. Am gleichen Tag der Veröffentlichung des Gutachtens (3.7.2007) kündigt Gesundheitsministerin Ulla Schmidt in einer Pressemitteilung an, dass ein Präventionsgesetz noch 2007 auf den

Weg gebracht werden solle. Bis zur Vorlage eines neuerlichen Referentenentwurfs eines Präventionsgesetzes durch das BMG, in dem auch die damaligen Bedenken des Bundesrates be-
rücksichtigt werden sollten, dauert es jedoch bis zum Oktober 2007. Wegen fehlender Kom-
promissbereitschaft der SPD verlässt die CDU/CSU Bundestagsfraktion die Verhandlungs-
runde am 14.11.2007 und bricht die Gespräche ab. Grund der Diskrepanzen sind die Organisation und Finanzierung kassenübergreifender Projekte zur Krankheitsprävention und Gesundheitsförderung. Zeitungsaussagen zur Folge ist das Präventionsgesetz in dem erneuten
Anlauf ebenfalls gescheitert – soll aber laut der Gesundheitsministerin nicht tot sein, sondern
tief in der Narkose liegen (vgl. FAZ 2008).

3.2 Die Entwürfe und Kernpunkte

Im Wesentlichen existieren zwei veröffentlichte Entwürfe eines Gesetzes zur Stärkung der
gesundheitlichen Prävention. Der erste Entwurf aus dem Jahre 2005 (BMGS 2005b; Bundestags-Drucksache 15/4833; siehe oben) und der sich aktuell in der neuerlichen Debatte befind-
liche Entwurf 2007 (BMG 2007). Bei beiden Gesetzesentwürfen handelt es sich um Artikel-
gesetze, die sich im Großen und Ganzen von inhaltlicher Seite her relativ ähnlich sind. Daher
sollen die Entwürfe in diesem Kapitel parallel vorgestellt und an Hand von Zielsetzung, Instrumenten, Maßnahmen, Aufbringung und Verwendung der Mittel sowie zu Fragen der Qualitätssicherung differenziert werden.

Der grundsätzliche Zweck des Gesetzes zielt auf die Aufrechterhaltung und Stärkung von
Gesundheit, Lebensqualität, Eigenverantwortung und Beschäftigungsfähigkeit durch Ressour-
censtärkung. Die Gesundheit der Bevölkerung soll durch gesundheitliche Prävention und Ge-
sundheitsförderung erhalten und verbessert werden. Sozial bedingte und geschlechtsbezogene
Ungleichheit von Gesundheitschancen sollen durch die Implementierung des Gesetzes abge-
baut werden. Die Ausrichtung hat ebenfalls einen Fokus auf die mit dem demografischen
Wandel verbundenen Probleme der Zunahme chronischer Erkrankungen (vgl. Prümel-
Philippsen/Robertz-Grossmann 2005, 36).

Eine begriffliche Vereinheitlichung der unterschiedlichen Definitionen von gesundheitlicher
Prävention in den Sozialgesetzbüchern sollen durch das Gesetz vorgenommen werden, d. h.
die Definition von „gesundheitliche Prävention" sowie von „Primär-, Sekundär-, Tertiärprävention und Gesundheitsförderung". Dies trägt zum gemeinsamen Verständnis gesundheitlicher Prävention bei allen Akteuren bei und umreißt auch gleichzeitig die Maßnahmen in den
vier angegebenen Interventionsbereichen.

Träger von Maßnahmen der Primärprävention waren bisher nur die gesetzliche Krankenversicherung (§ 20 SGB V) und die gesetzliche Unfallversicherung (§1 Nr. 1 SGB VII). Nun sollen auch die gesetzliche Rentenversicherung und die soziale Pflegeversicherung mit einbezogen werden, da beide schließlich vor primärpräventiven Erfolgen profitieren. Neuer Sozialer Präventionsträger, neben den genannten, kann ebenfalls die Stiftung Prävention und Gesundheitsförderung sein. Die Stiftung wird gegründet, um die Förderung gesundheitlicher Prävention im Sinne des Präventionsgesetzes zu verfolgen. Sechs zu bearbeitende Aufgabenfelder gehören zu den Pflichten der Stiftung.[6] Als Organe der Stiftung werden ein Stiftungsrat, ein Kuratorium und ein wissenschaftlicher Beirat eingesetzt. Analog zur Stiftung Prävention und Gesundheitsförderung im Entwurf 2005 wird im Entwurf 2007 von einem Nationalen Präventionsrat auf Bundesebene (ebenfalls mit Beirat) und dem Präventionsrat Land auf Ebene der Bundesländer gesprochen. Durch die Gesetzesgrundlage sollen drei Handlungsebenen eingeführt werden, von denen aus die Akteure agieren können:

(1) Nationaler Präventionsrat bzw. Stiftung Prävention und Gesundheitsförderung (Bundesebene): Die Präventionsträger (GKV, PKV, GRV, GUV und SPV) erhalten einen Sitz im Nationalen Präventionsrat. Bund, Länder und kommunale Spitzenverbände erhalten Sitze. Aufgaben: vgl. Fußnote 6.

(2) Präventionsrat Land (Landesebene): Arbeitsgemeinschaft der Präventionsträger in jedem Bundesland. Aufgaben: Durchführung von Gesundheitsförderung und gesundheitlicher Prävention in Lebenswelten (außerbetrieblichen Settings).

(3) Ebene der Sozialversicherungsträger: Durchführung von Verhaltensprävention, betrieblicher Gesundheitsförderung, Verhütung arbeitsbedingter Gesundheitsgefahren, etc.

Der finanzielle Rahmen für ein Präventionsgesetz wird in Tabelle 1 dargestellt – beide Entwürfe (2005 und 2007) werden nach Ausgabenträgern gegenübergestellt und lassen so Vergleiche zu. Im Entwurf 2005 sollten nach einer Einführungs- und Übergangsphase insgesamt 250 Mio. Euro jährlich von GKV, GRV, GUV und SPV zur Verfügung gestellt werden (vgl. Prümel-Philippsen/Robertz-Grossmann 2005, 37). Anteile des Bundes und die Einbeziehung der PKV sind im Gesetzesentwurf nicht näher definiert. Das Präventionsgesetz 2007 sieht vor,

---

[6] Die konkreten Ziele lauten wie folgt: 1.) Erarbeitung von Präventionszielen und deren Teilziele; 2.) Erarbeitung von Vorschlägen zu verhaltenspräventiven Leistungen und Leistungen in Lebenswelten; 3.) Beteiligung an Maßnahmen der gesundheitlichen Aufklärung; 4.) Beteiligung an Leistungen in Lebenswelten oder deren ergänzende Durchführung; 5.) Erarbeitung von Qualitätsstandards für Leistungen zur primären Prävention und Gesundheitsförderung; 6.) Beteiligung an oder Förderung von Modellvorhaben (vgl. Prümel-Philippsen/Robertz-Grossmann 2005, 37).

die Ausgaben an der Anzahl der Versicherten auszurichten und mit unterschiedlichen Beträgen zu bemessen. Einer Schätzung auf der Grundlage der Versicherten und Beträge zur Folge werden Einnahmen von ca. 332,9 Mio. Euro erwartet (ohne ausdefinierten Bundesanteil und Anteil der PKV).

Tabelle 1: Aufbringung der Finanzmittel in den Gesetzesentwürfen nach Trägern

Träger	PrävG: Entwurf 2005	PrävG: Entwurf 2007
GKV	180 Mio. € / Jahr	1,65 / Versichertem / Jahr 250 Mio € / Jahr
GRV	40 Mio € / Jahr	0,85 € / Versichertem / Jahr ca. 40 Mio € / Jahr
GUV	20 Mio € / Jahr	0,29 € / Versichertem / Jahr 28,6 Mio € / Jahr
SPV	10 Mio € / Jahr	0,16 € /Versichertem / Jahr 14,3 € Mio. / Jahr
PKV	Nicht gesetzlich definiert	Sonderabgabe nach Versicherungsaufsichtgesetz
Bund	Nicht durch PrävG definiert	Nicht durch PrävG definiert

Eigene Darstellung.
Datengrundlage: BMGS 2005b, BMG 2007.

Die Verwendung der Mittel wird im Entwurf 2005 gesplittet. Es heißt, 40% (also 100 Mio. Euro) stehen für verhältnisbezogene Prävention (Settingmaßnahmen der Akteure) und 40% für Präventionsmaßnahmen der einzelnen Sozialversicherungsträger (Verhaltensprävention und betriebliche Gesundheitsförderung) zur Verfügung. Die übrigen 20% (ca. 50 Mio. Euro) fließen in die Stiftung und werden auf Bundesebene für die Erarbeitung von Präventionszielen, die Beteiligung an gesundheitlicher Aufklärung u.a.m. verwendet. Der Entwurf 2007 sieht vor, bis 95% der aufgebrachten Finanzmittel an den Präventionsrat der jeweiligen Länder zu verteilen, die über die weitere Verwendung der Mittel entscheiden. Der Rest, also mindestens 5% der Gelder sollen dem Nationalen Präventionsrat zur Verfügung gestellt werden, um die oben genannten Ziele zu erreichen. Nicht abgerufene Gelder werden im Gegensatz zur Budgetregelung des § 20 SGB V ins Folgejahr übertragen.

Leistungen zur Verhaltensprävention und zur Prävention in Lebenswelten dürfen grundsätzlich nur erbracht werden, wenn deren Effektivität nachweislich belegt werden kann. Da dies in den meisten Fällen sehr schwer zu bewerkstelligen ist, können Leistungen auch bewilligt werden, wenn Aspekte der Qualitätssicherung eingehalten werden. Als Nachweise können hier Transparenz, gute Konzepte und Qualitätsmanagement dienen. Es soll dabei nach einem dreistufigen Konzept vorgegangen werden:

(1) 1. Stufe: Wissenschaftlicher Nachweis über Wirksamkeit der Maßnahmen (für SV-Träger) bzw. Nachweis eines Erfolg versprechenden Konzeptes vor Durchführung der Maßnahmen (auf Landesebene)

(2) 2. Stufe: Überprüfung von Struktur-, Prozess- und Ergebnisqualität

(3) 3. Stufe: Dokumentation der Maßnahmen

Diese Qualitätsstandards sollen von der Stiftung bzw. dem Nationalen Präventionsrat erarbeitet werden. Eine Einbindung des Robert Koch-Instituts in Fragen der Gesundheitsberichterstattung und der Bundeszentrale für gesundheitliche Aufklärung zur methodischen Unterstützung ist angedacht.

3.3 Kritik und Diskussion

Für ein Präventionsgesetz, das eine solche Anzahl von Akteuren verbindet, wird logischerweise auch einer ebensolchen Vielzahl von Kritikpunkten ausgesetzt. Wo verschiedene Interessen aufeinander treffen, entstehen Reibungspunkte. Grundsätzliche Diskussionspunkte sind die Aufbringung und Verteilung der Mittel. Die Spitzenverbände der gesetzlichen Krankenkassen bemängeln einen, an den anderen Trägern gemessen, unverhältnismäßig hohen Beitrag aufwenden zu müssen, obwohl alle Beteiligten ähnlich großen Nutzen aus den Maßnahmen ziehen würden. Von gleicher Seite kommt Kritik, neue Verschiebebahnhöfe bezüglich der Verteilung der SV-Gelder zu bauen und intransparente Beteiligungen von Bund, Ländern und Kommunen an der ausgewiesenen „Gemeinschaftsaufgabe" Prävention vorliegen zu haben. Ebenfalls wollen die Kassen eine Beteiligung der Bundesagentur für Arbeit, da auch die Arbeitslosenversicherung zu den Nutznießern eines solchen Gesetzes gehört. Die Belastung sollte daher breiter aufgefächert sein, um auch die Nutznießer positiver Outcomes in die Kostenübernahme einzubinden bzw. zu beteiligen. Die Kassen fürchten einen Kompetenzverlust, wenn die Gelder dem SV-System entzogen werden und von anderer Stelle über die Verwendung entschieden wird – haben die Kassen doch bereits jahrelange Erfahrungen bei der Umsetzung von Präventionsaktivitäten. Die Kassen kritisieren auch, dass der Staat bzw. die öffentlichen Haushalte sich auf Kosten der Sozialversicherungsträger entlasten wollen, da zu befürchten ist, dass durch Missbrauch von Entscheidungskompetenzen Finanzmittel für die staatliche Aufgabenerfüllung zweckentfremdet werden. Vor dem Kontext, dass die Kassen durch die Gesetzesentwürfe Ausgaben in dreistelliger Millionenhöhe haben, ist jedoch zu konstatieren, dass sie Ausgaben, welche Kassen zur Zeit im Rahmen des § 20 SGB V für Primärprävention und Gesundheitsförderung zu tätigen haben, weitaus höher sind, was einem Abbau von Präventionsmitteln gleich käme. Erwähnt sei noch die Unmöglichkeit der Einbeziehung der privaten Krankenversicherung in ein Präventionsgesetz. Die Privatversicherer sind laut Vertrag zur Erstattung entstandener Krankheitskosten, nicht aber zur Prävention verpflichtet. Diese Tatsache korreliert mit der Berufsausübungsfreiheit.

Die Bundesärztekammer fordert eine stärkere Einbindung der Ärzte in die Qualitätssicherung und möchte eine zentrale Mitentscheidungsfunktion für sich beanspruchen. Das Qualitätsmanagement der Krankenkassen sei sehr untransparent und auf Marketing um Mitglieder und Versichertenstruktur ausgerichtet, lautet die Begründung. Ebenfalls erheben die Ärztevertreter Kritik an der untransparenten Finanzierung.

Arbeitgeber und Gewerkschaften bemängeln den grundsätzlichen Weg der Finanzierung mit Sozialversicherungsbeiträgen und schlagen ein steuerfinanziertes Gesetz vor. Den Kassen wird der Rücken gestärkt, da Arbeitgeber und Gewerkschaften fehlende Steuerungsmöglichkeiten durch die SV-Träger sehen.

Exemplarisch für die Bundesländer sei Bayern genannt, das sich – typisch bayrisch – um seine hoheitlichen Gesundheitskompetenzen betrogen fühlt, d. h. man spricht von der Aushebelung von Gesundheitskompetenzen durch ein Präventionsgesetz neuerlichen Entwurfs und seiner zentralistischen, übergestülpten „Bauart" oder sogar von „Präventionsverhinderung" und einer Umverteilungsmaschinerie ohne erkennbaren Nutzen. Damit spielt man in Bayern auf die Probleme durch die föderalistische Staatsordnung in Deutschland an. Bereits als das Gesetz 2005 im Bundesrat abgelehnt wurde, berief man sich darauf, dass keine Kompetenzen für ein Bundesgesetz vorliegen würden. Die Kompetenz des Bundes erstreckt sich auf die Sozialversicherung und Maßnahmen gegen gemeingefährliche und übertragbare Krankheiten. Die allgemeine Gesundheitsprävention fällt in die originäre Zuständigkeit der Länder. Daher sind keine Gesetzgebungskompetenzen des Bundes für wesentliche Teile eines derartigen Bundesgesetzes gegeben und begründet. Hinzu kommt, dass für eine Stiftung „Prävention und Gesundheitsförderung" keine verfassungsrechtliche Kompetenz vorliegt. Weitere Überarbeitungspunkte des Bundesrates waren der unnötige Bürokratieaufwand (der von fast allen Akteuren bemängelt wurde), der mit der Einrichtung einer Stiftung „Prävention und Gesundheitsförderung" verbunden ist und eine Offenlegung der finanziellen Konsequenzen für die

Bundesländer. Weiterer Punkt war der Sitz der Stiftung „Prävention und Gesundheitsförde-rung": Die Unabhängige Föderalismuskommission von Deutschem Bundestag und Bundesrat hat am 27. Mai 1992 zur Verlagerung von Bundesinstitutionen folgenden Beschluss mit Zweidrittelmehrheit gefasst: "Neue Bundeseinrichtungen und -institutionen sind grundsätzlich in den neuen Ländern anzusiedeln" (vgl. BR-Drucksache 450/92 und BT-Drucksache 12/2853 (neu) Abschnitt II. Nr. 1). Vor dem Hintergrund dieses Beschlusses wird "Jena" als Sitz der rechtsfähigen bundesunmittelbaren "Stiftung, Prävention und Gesundheitsförderung" vom Bundesrat vorgeschlagen. Die fachlichen Voraussetzungen für den Standort Jena können als sehr gut bezeichnet werden, heißt es in einer Begründung.

Grundsätzlich dürfte es das große Problem sein die verschiedenen Akteure an einen Tisch zu bekommen und den kleinsten gemeinsamen Nenner hinsichtlich der Kompetenzverteilung und Finanzierung zu finden. Bei diesem Gerangel um die Zuständigkeiten bleiben Lobbyismus sowie die Beeinflussung in Richtung der eigenen Interessen unkontrollierbar hoch.

4 Prävention und Gesundheitsförderung im internationalen Vergleich

Im Folgenden soll exemplarisch erörtert werden, wie andere Länder und ihre Gesundheitssys-teme mit dem Thema Primärprävention und Gesundheitsförderung umgehen, um anschlie-ßend Möglichkeiten zu identifizieren, die für die bundesdeutsche Diskussion von Interesse sein können. Erste Grundüberlegung hierbei ist, dass ein Blick auf ähnliche Systeme und ähn-liche Gesellschaften von Vorteil für die Übertragbarkeit von Modellen sein kann. Die Schweiz und Österreich kommen daher für einen Vergleich am ehesten in Frage, da beide Länder sozialstaatliche Gesundheitssysteme mit Pflichtversicherung und Beitragsfinanzierung unterhalten.

Österreich hat seit 1998 ein Gesundheitsförderungsgesetz, mit dessen Verabschiedung der Fonds Gesundes Österreich seine Arbeit aufnahm. Für den Fonds steht ein jährliches Budget von 7,25 Mio. Euro zur Verfügung, das seitens der öffentlichen Hand zugewendet wird. Die Organisation des Fonds splittet sich in ein Kuratorium, den Fachbeirat und die Geschäftsstelle (vgl. Weinbrenner/Wörz/Busse 2007, 99 f.). Eine nationale Strategie lässt sich aus dem Drei-jahresprogramm des Fonds ableiten (vgl. ebd., 101, 292). Zu den zentralen Aufgaben zählen dabei die Unterstützung von praxisorientierten und wissenschaftlichen Projekten in der Ge-sundheitsförderung, der Aufbau von Strukturen und die Fortbildung sowie Vernetzung (ge-sundheitsbezogener Selbsthilfegruppen und Gesundheitsaufklärungskampagnen). Andere wichtige Aufgaben sind die Forcierung von Aktivitäten, denen ein umfassender Gesundheitsbegriff zu Grunde liegt, Information, Aufklärung und Öffentlichkeitsarbeit. Die Aktivitäten zur Verbesserung des Gesundheitsbewusstseins werden speziell in sechs Handlungsfelder unterteilt: Bewegung, Ernährung, Seelische Gesundheit, Kinder und Jugendliche, Menschen am Arbeitsplatz - Betriebliche Gesundheitsförderung und Ältere Menschen. Hierzu werden u.a. Modellprojekte initiiert und koordiniert, wobei besondere Rücksicht auf spezifische Merkmale wie Alter, Geschlecht, Sozialstatus oder Nationalität Rücksicht genommen werden. Wichtig zu erwähnen erscheint die Tatsache, dass Krankenkassen in Österreich in unterschiedlichem Maße Gesundheitsförderungsmaßnahmen anbieten.

In der Schweiz existiert eine nationale Stiftung für Gesundheitsförderung, die von den Krankenversicherern sowie den Kantonen betrieben wird und der Aufsicht des Bundesrates unterliegt. Dadurch ist der Rahmen für eine nationale Gesundheitsförderungsstrategie gegeben. Finanziert werden Angebote der gesundheitlichen Prävention und Gesundheitsförderung über einen festgelegten Betrag, der von jeder in der Schweiz lebenden Person pro Jahr geleistet wird. Zur Zeit beträgt er 2,40 Franken und wird von den Krankenversicherern für die Stiftung eingezogen. Das Jahresvolumen beträgt somit um die 20 Mio. Franken – und jeder leistet über diesen fairen Prozess einen Beitrag für die Gesundheit aller (vgl. Weinbrenner/Wörz/Busse 2007, 266). Die damit finanzierten Aufgaben orientieren sich am Bedarf der Schweizer und der nicht durch andere Institutionen abgedeckte Maßnahmen. Die zentralen Themenfelder sind dabei dreigeteilt: 1.) Gesundheitsförderung und Prävention stärken; 2.) Gesundes Körpergewicht; 3.) Psychische Gesundheit – Stress. Querschnittsthemen sind Chancengleichheit und Ökonomische Evaluation, die alle Themenbereiche tangieren. Konkret bedeutet dies für die Arbeit der Stiftung, dass Schwerpunktprogramme für bestimmte Themen und Zielgruppen entwickelt werden, externe Projekte durch finanzielle Beiträge oder Beratung unterstützt werden, aber auch eigene Kampagnen durchgeführt werden sowie Koordinierungs- und Vernetzungsaktivitäten auf dem Feld der Prävention und Gesundheitsförderung unternommen werden, um Initiativen und Akteure zusammenzubringen oder zu ergänzen (vgl. ebd., 264). Komplementär zu den Aktivitäten der Stiftung unternehmen auch die Krankenkassen Leistungen zur Prävention (vgl. ebd., 291 ff.).

5 Zusammenfassung und Fazit

In einem Punkt sind und waren sich in der langen Präventionsdebatte in Deutschland alle Akteure aus Politik, Wissenschaft und Praxis immer einig: Regelungen und einheitliche Strategien zur gesundheitlichen Primärprävention und Gesundheitsförderung müssen auf jeden Fall erlassen werden, um Primärprävention als vierte Säule im Gesundheitswesen zu verankern – die Implementierung eines Präventionsgesetzes ist also unbedingt notwendig. Doch als es um den Umfang, d. h. die konkreten Leistungen, Entscheidungskompetenzen und Finanzierungsmodalitäten ging, brach das Vorhaben an den verschiedenen Vorstellungen und Interessen der beteiligten Akteure zusammen.

In dieser Arbeit kann konstatiert werden, dass sich die Kernpunkte der Finanzierung und Entscheidung an einfache Prinzipien halten sollten. Wer Finanzmittel aufbringt sollte auch an der Verteilung jener beteiligt werden. Maßnahmen und Kampagnen dürfen nicht an Kompetenzgerangel und politischen Machtkämpfen scheitern, sondern sollten je nach Einzelfall in die Strukturen vor Ort integriert werden können. Da in den letzten Jahren keine allseits zufrieden stellenden Regelungen gefunden werden konnten, bietet es sich an, Vertreter aller Fraktionen in einer Arbeitsgruppe zu versammeln und unter Führung der Bundesregierung die Debatte zielorientiert voranzutreiben, um Ergebnisse in naher Zukunft vorzuweisen.

Eine Orientierung an den Erkrankungen sollte dabei nicht außer Acht gelassen werden, d. h. über eine Abwälzung der Präventionskosten nach dem Verursacherprinzip sollte sicherlich nachgedacht werden. Wer für Risikoverhalten verantwortlich ist oder dieses negativ beeinflusst, darf sich der Konsequenzen auch nicht entziehen dürfen. Ein Beispiel verdeutlicht das Ganze: Die Tabakindustrie ist für den Risikofaktor Rauchen durch den Absatz ihrer Produkte verantwortlich – daher sollten die Konzerne auch zur Beteiligung an Präventionsmaßnahmen verpflichtet werden. Dies ist keinesfalls utopisch und wird in anderen Ländern bereits ähnlich umgesetzt (vgl. Altgeld 2005b). Ein weiteres Beispiel ist das Glücksspiel – hier müssen sich die Unternehmen bereits an Präventions- und Aufklärungsmaßnahmen zur Suchtprävention beteiligen. Erst nach der Überprüfung von möglichen Verursachern oder bei Maßnahmen der Gesundheitsförderung sollte das Gemeinlastprinzip greifen.

Für die Umsetzung in den föderalistischen und korporatistischen Strukturen Deutschlands ist durch ein Bundesgesetz automatisch die Beschneidung der Länderkompetenzen und anderer Aufgabenträger gegeben. Auf der anderen Seite haben die Sozialversicherer – hier vornan die GKV genannt – bereits ein Sammelsurium von Strategien, Maßnahmen, Instrumenten und anderen Erfahrungswerten in der Primärprävention (und mit Masse in der betrieblichen Gesundheitsförderung) aufzuweisen (vgl. Rosenbrock 2005). Von anderen großen Akteuren, wie der Ärzteschaft, ganz zu schweigen. Zu den Anforderungen, die ein Gesetz erfüllen muss, gehören daher unabhängige Gremien, deren Mitglieder keinen Akteuren angehören und/oder verpflichtet sind. Die Gesetzesentwürfe 2005 und 2007 erfüllen diese Anforderung beispielsweise schon.

Hilfreich erscheint auch ein Blick über die deutschen Grenzen hinaus zu den Nachbarn aus Österreich und der Schweiz und deren Präventionsstrategien. Beide Länder besitzen zentrale Strategien – in Österreich kann man sogar je nach Bedarfslage im Dreijahresrhythmus adaptieren. Deutschland kann in den Augen des Verfassers dieser Arbeit gerade am Finanzierungsmodell der Schweiz lernen: Jeder Einwohner wird an den Kosten beteiligt, die mit 2,40 Franken pro Jahr eine keinesfalls zu hohe Belastung darstellen und somit sozialverträglich sind. Dadurch wird ein gesamtgesellschaftlicher Ansatz gewählt, der unabhängig von Kassenleistungen und Leistungen der anderen Träger bleibt und von dem letztlich alle Bürger auch ihren Nutzen ziehen können. Für einen gesamtgesellschaftlichen Ansatz spräche auch die Finanzierung aus Steuermitteln (vgl. Rosenbrock 2005). Eine gewisse Sensibilisierung für die Wichtigkeit von Prävention per se kann im Nebeneffekt erzielt werden, denn, was man bezahlt, will man schließlich auch in Anspruch nehmen. Die Integration von lokalen Diensten ist ein zentrales Element bei der Vorgehensweise, um soziale Ungleichheit zu bekämpfen und gesundheitliche Chancengleichheit anzustreben. Eine effiziente Gemeinschaftsentwicklung mit Vernetzungsherstellung bedarf multidisziplinärer Teams, die bezogen auf die Zielsetzung das gleiche Interesse an Erfolgen haben (vgl. BZgA 2003, 21).

Es ist an der Zeit für ein Präventionsgesetz auf Bundesebene als Gesetzesgrundlage zur Stärkung der gesundheitlichen und nichtmedizinischen Primärprävention in Deutschland. Bei Beratungen sollten alle Akteure von Partikularinteressen im Sinne des Gemeinwohls absehen. Die Implementierung eines Präventionsgesetzes als Rechtsvorschrift ist wichtig, um Prävention als vierte Säule im Gesundheitswesen zu etablieren. Diese grundsätzliche Implementierung ist vorrangig – Nachbesserungen und Adaptionen müssen und sollen nach erster Praxiserprobung vorgenommen werden.

Literaturverzeichnis

Altgeld T (2005a). Finanzierung der Gesundheitsförderung I: Grundlagen und Systematik, Finanzierungsquellen und -wege. In: Bundeszentrale für gesundheitliche Aufklärung (BZgA) (Hg.). Leitbegriffe der Gesundheitsförderung. Glossar zu Konzepten, Strategien und Methoden in der Gesundheitsförderung. 5. Auflage. Schwabenheim an der Selz: Fachverlag Peter Sabo, 38–40.

Altgeld T (2005b). Finanzierung der Gesundheitsförderung II: Gemeinschaftsfinanzierung und nationale Stiftungen. In: Bundeszentrale für gesundheitliche Aufklärung (BZgA). Leitbegriffe der Gesundheitsförderung. Glossar zu Konzepten, Strategien und Methoden in der Gesundheitsförderung. 5. Auflage. Schwabenheim an der Selz: Fachverlag Peter Sabo, 40–42.

Arbeitsgemeinschaft der Spitzenverbände der Krankenkassen (2006). Leitfaden Prävention. Gemeinsame und einheitliche Handlungsfelder und Kriterien der Spitzenverbände der Krankenkassen zur Umsetzung von § 20 Abs. 1 und 2 SGB V vom 21. Juni 2000 in der Fassung vom 10. Februar 2006. 2. korrigierte Auflage vom 15. Juni 2006. Bergisch Gladbach: IKK-Bundesverband.

Arbeitsgemeinschaft der Spitzenverbände der Krankenkassen in Zusammenarbeit mit dem Medizinischen Dienst der Spitzenverbände der Krankenkassen (2001). Materialien zum Qualitätsmanagement in der Primärprävention und betrieblichen Gesundheitsförderung gemäß § 20 Abs. 1 und 2 SGB V. Essen.

Bundesministerium für Gesundheit (BMG) (2007). Entwurf eines Gesetzes zur Stärkung der gesundheitlichen Prävention. Referentenentwurf. Berlin: BMG.

Bundesministerium für Gesundheit und Soziale Sicherung (BMGS) (2005a). Sozialbericht 2005. Berlin: BMGS.

Bundesministerium für Gesundheit und Soziale Sicherung (BMGS) (2005b). Entwurf eines Gesetzes zur Stärkung der gesundheitlichen Prävention. Bundestags-Drucksache 15/4833. Berlin: BMGS.

Bundesrat (2005a). Stellungnahme des Bundesrates: Entwurf eines Gesetzes zur Stärkung der gesundheitlichen Prävention. Drucksache 97/05 vom 18.03.2005.

Bundesrat (2005b). Anrufung des Vermittlungsausschusses durch den Bundesrat: Gesetz zur Stärkung der gesundheitlichen Prävention. Drucksache 306/05 vom 27.05.2005.

Bundeszentrale für gesundheitliche Aufklärung (BZgA) (2003). Die Rolle der Gesundheitsförderung bei der Beseitigung von gesundheitlichen Ungleichheiten. Politische Empfehlungen. Köln: BZgA.

Bundeszentrale für gesundheitliche Aufklärung (BZgA) (Hg.) (2005). Leitbegriffe der Gesundheitsförderung. Glossar zu Konzepten, Strategien und Methoden in der Gesundheitsförderung. 5. Auflage. Schwabenheim an der Selz: Fachverlag Peter Sabo.

CDU, CSU, SPD (2005). Gemeinsam für Deutschland. Mit Mut und Menschlichkeit. Koalitionsvertrag von CDU, CSU und SPD. 11. November 2005. Rheinbach: Union Betriebs-GmbH.

Eberle G (2002). Prävention in der Gesetzlichen Krankenversicherung von 1970 bis heute. In: Stöckel S, Walter U (Hg.). Prävention im 20. Jahrhundert. Historische Grundlagen und aktuelle Entwicklungen in Deutschland. Grundlagentexte Gesundheitswissenschaften. Weinheim/München: Juventa Verlag, 237–249.

Frankfurter Allgemeine Zeitung (FAZ) (2008). Koalition beerdigt Präventionsgesetz. Von Andreas Mihm. Artikel vom 06. März 2008. FAZ.

Franzkowiak P (2005). Prävention. In: Bundeszentrale für gesundheitliche Aufklärung (BZgA) (Hg.). Leitbegriffe der Gesundheitsförderung. Glossar zu Konzepten, Strategien und Methoden in der Gesundheitsförderung. 5. Auflage. Schwabenheim an der Selz: Fachverlag Peter Sabo, 179–180.

Gesundheitsministerkonferenz der Länder (2004). Beschluss der 77. Gesundheitsministerkonferenz der Länder vom 17. und 18. Juni 2004: Präventionsgesetz des Bundes.

Hurrelmann K, Klotz T, Haisch J (Hg.) (2004). Lehrbuch Prävention und Gesundheitsförderung. Bern: Verlag Hans Huber.

Hurrelmann K, Klotz T, Haisch J (2004). Einführung: Krankheitsprävention und Gesundheitsförderung. In: Hurrelmann K, Klotz T, Haisch J (Hg.). Lehrbuch Prävention und Gesundheitsförderung. Bern: Verlag Hans Huber, 11–19.

Kaba-Schönstein L (2005). Gesundheitsförderung I: Definition, Ziele, Prinzipien, Handlungsfelder und -strategien. In: Bundeszentrale für gesundheitliche Aufklärung (BZgA) (Hg.). Leitbegriffe der Gesundheitsförderung. Glossar zu Konzepten, Strategien und Methoden in der Gesundheitsförderung. 5. Auflage. Schwabenheim an der Selz: Fachverlag Peter Sabo, 73–78.

Kickbusch I (2003). Gesundheitsförderung. In: Schwartz FW, Badura B, Busse R, Leidl R, Raspe H, Siegrist J, Walter U (Hg.). Das Public Health Buch. Gesundheit und Gesundheitswesen. 2., völlig neu bearbeitete und erweiterte Auflage. München/Jena: Urban & Fischer Verlag, 181–189.

Kirschner W, Radoschewski M, Kirschner R (1995). § 20 SGB V Gesundheitsförderung, Krankheitsverhütung. Untersuchung zur Umsetzung durch die Krankenkassen. Gutachten im Auftrag des Bundesministeriums für Gesundheit. Schriftenreihe Forum Sozial- und Gesundheitspolitik, Band 6. Sankt Augustin: Asgard-Verlag.

Leppin A (2004). Konzepte und Strategien der Krankheitsprävention. In: Hurrelmann K, Klotz T, Haisch J (Hg.). Lehrbuch Prävention und Gesundheitsförderung. Bern: Verlag Hans Huber, 31–40.

Prümel-Philippsen U, Robertz-Grossmann B (2005). Das Präventionsgesetz. Hintergründe, Stand, Stellungnahmen. Prävention 2005, 2, 35-40.

Rosenbrock R (2005). Statement zum Präventionsgesetz. Anhörung vor dem Bundestagsausschuss für Gesundheit und Soziale Sicherung am 9. März 2005. Ausschussdrucksache 0816(26). Berlin.

Sachverständigenrates für die Konzertierte Aktion im Gesundheitswesen (SVR) (2001). Bedarfsgerechtigkeit und Wirtschaftlichkeit. Gutachten 2000/2001. Band I: Zielbildung, Prävention, Nutzerorientierung und Partizipation. Bonn: SVR.

Sachverständigenrat zur Begutachtung der Entwicklung im Gesundheitswesen (SVR) (2007). Kooperation und Verantwortung. Voraussetzungen einer zielorientierten Gesundheitsversorgung. Gutachten 2007. Bonn: SVR.

Schwartz FW, Badura B, Busse R, Leidl R, Raspe H, Siegrist J, Walter U (Hg.) (2003). Das Public Health Buch. Gesundheit und Gesundheitswesen. 2., völlig neu bearbeitete und erweiterte Auflage. München/Jena: Urban & Fischer Verlag.

Seewald O (2002). Expertise Präventionsregelungen. Im Auftrag des Bundesministeriums für Gesundheit. Endbericht. Passau.

Stöckel S, Walter U (Hg.) (2002). Prävention im 20. Jahrhundert. Historische Grundlagen und aktuelle Entwicklungen in Deutschland. Grundlagentexte Gesundheitswissenschaften. Weinheim/München: Juventa Verlag.

Walter U (2002). Wahrnehmung und Umsetzung rechtlicher Bestimmungen zur Prävention in Deutschland. Expertise aus sozialmedizinischer Sicht. Im Auftrag des BMGS. Hannover.

Walter U, Schwartz FW (2003a). Prävention. In: Schwartz FW, Badura B, Busse R, Leidl R, Raspe H, Siegrist J, Walter U (Hg.). Das Public Health Buch. Gesundheit und Gesundheitswesen. 2., völlig neu bearbeitete und erweiterte Auflage. München/Jena: Urban & Fischer Verlag, 189–210.

Walter U, Schwartz FW (2003b). Prävention: Institutionen und Strukturen. In: Schwartz FW, Badura B, Busse R, Leidl R, Raspe H, Siegrist J, Walter U (Hg.). Das Public Health Buch.

24

Gesundheit und Gesundheitswesen. 2., völlig neu bearbeitete und erweiterte Auflage. München/Jena: Urban & Fischer Verlag, 254–268.

Wanek V (2003). Ziel gesundheitlicher Chancengleichheit Ernst nehmen. Neuausrichtung von Prävention und Gesundheitsförderung durch die IKK. Krankenversicherung 01/2003: o. S.

Weinbrenner S, Wörz M, Busse R (2007). Gesundheitsförderung im europäischen Vergleich. Studie im Auftrag des AOK-Bundesverbandes. Bonn/Frankfurt am Main: KomPart Verlagsgesellschaft.

World Health Organization (WHO) (1986). Ottawa Charter for Health Promotion. Journal of Health Promotion 1, 1–4.